BEI GRIN MACHT SICH IHR WISSEN BEZAHLT

AF149816

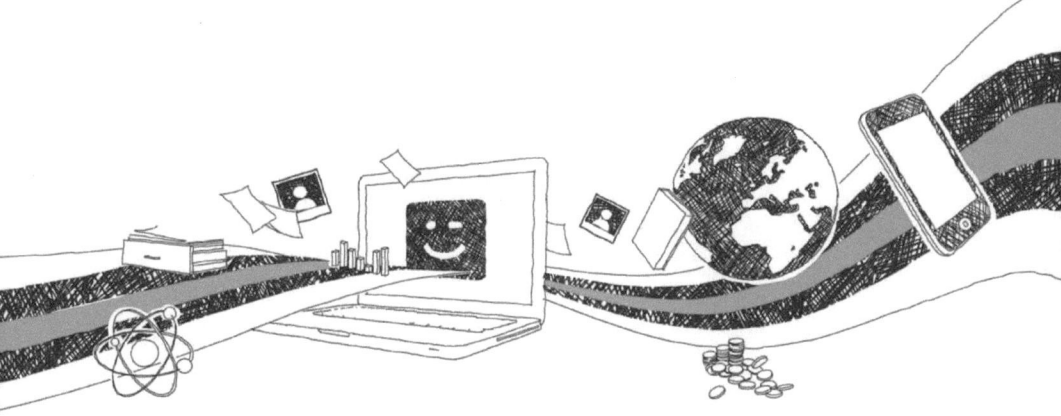

- Wir veröffentlichen Ihre Hausarbeit,
  Bachelor- und Masterarbeit

- Ihr eigenes eBook und Buch -
  weltweit in allen wichtigen Shops

- Verdienen Sie an jedem Verkauf

Jetzt bei www.GRIN.com hochladen und kostenlos publizieren

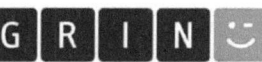

Bibliografische Information der Deutschen Nationalbibliothek:

Die Deutsche Bibliothek verzeichnet diese Publikation in der Deutschen National-
bibliografie; detaillierte bibliografische Daten sind im Internet über http://dnb.d-
nb.de/ abrufbar.

Impressum:

Copyright © 2009 GRIN Verlag
Druck und Bindung: Books on Demand GmbH, Norderstedt Germany
ISBN: 9783640648627

Dieses Buch bei GRIN:

https://www.grin.com/document/152832

Heiko Schumann

Qualitätssicherung und Qualitätsmanagement im Gesundheitswesen. Die DIN EN ISO 9000er Normenfamilie

GRIN Verlag

GRIN - Your knowledge has value

Der GRIN Verlag publiziert seit 1998 wissenschaftliche Arbeiten von Studenten, Hochschullehrern und anderen Akademikern als eBook und gedrucktes Buch. Die Verlagswebsite www.grin.com ist die ideale Plattform zur Veröffentlichung von Hausarbeiten, Abschlussarbeiten, wissenschaftlichen Aufsätzen, Dissertationen und Fachbüchern.

Besuchen Sie uns im Internet:

http://www.grin.com/

http://www.facebook.com/grincom

http://www.twitter.com/grin_com

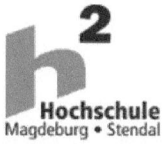

Hochschule Magdeburg- Stendal (FH)

FB Sozial- und Gesundheitswesen

Fernstudium Angewandte Gesundheitswissenschaften

Grundlagen von Qualitätssicherung und Qualitätsmanagement im Gesundheitswesen

Umsetzung und Etablierung von Qualitätsmanagement

in Gesundheitsorganisationen

HEIKO SCHUMANN

2009

Inhaltsverzeichnis

1. Qualität

Die Qualität bezeichnet eine wahrnehmbare Zustandsform von Systemen und Merkmalen, die in einem vorgegebenen Zeitraum anhand von Eigenschaften des Systems einen Zustand definieren (Brauer 2009). Rienhoff & Kleinoeder (2003) definieren Qualität als: „Die Qualität gesundheitlicher Versorgung ist die Gesamtheit der Merkmale einer Einheit hinsichtlich der Erfüllung der für die Gesundheitsversorgung vorgegebenen und festgelegten Erfordernisse". Ende der 90er Jahre wurde die DIN EN ISO 9000 mit ihren Einzelnormen 9000, 9001, 9004 grundlegend überarbeitet und im Dezember 2000 als DIN EN ISO 9000:2000 in Kraft gesetzt. Im Dezember 2005 wurde die Norm DIN EN ISO 9000:2000 leicht revidiert (Brauer 2009).

Die aktuelle Grundlage zur Entwicklung eines Qualitätsmanagementsystems (QM System) ist die Norm DIN EN ISO 9000:2005-12. Diese definiert, in welchem Maße ein Produkt den bestehenden Merkmalen und Anforderungen entspricht. Qualität ist ein Bestandteil neuer Managementkonzepte. Brauer (2009) geht davon aus, das die Qualität in Produkte nicht hineinkontrolliert, sondern hineinkonstruiert und hineinproduziert werden muss.

2. Ziel der Qualitätssicherung

Die Qualitätssicherung verfolgt das Ziel, die Qualität von Maßnahmen und Angeboten zu erhalten, zu verbessern, weiter zu entwickeln oder neue Maßnahmen zu generieren (Wulfhorst 2002). Qualitätssicherung findet in allen gesellschaftlichen Bereichen statt (Waller 2006).

Dem Begriff der Qualitätssicherung kommt dabei eine Leitfunktion zu, unter den Ausführungen zur Konzeption, Implementation und Evaluation gesundheitspädagogischer Maßnahmen gestellt sind. Damit sind Maßnahmen bestimmbar, die dazu beitragen, ein Qualitätsniveau zu erreichen und zu erhalten (Schmidt 1998). Qualitätssicherung fokussiert im Gegensatz zum Qualitätsmanagement eher auf statistische und einzelfallorientierte Parameter (Haisch, Weitkunat & Wildner 1999).

Diese Standards der klassischen Qualitätssicherung beziehen sich auf die Differenzierung der Dimensionen von Qualität Struktur-, Prozess- und Ergebnisqualität (Gerlinger 2006) (Donabedian 1980). Schmidt (1998) bezeichnet die präzise Zielfestlegung einer Maßnahme als Vorraussetzung für Qualitätssicherung. In Gesetzen und Verordnungstexten (z.B. SGB V § 137) beschreibt der Gesetzgeber Maßnahmen zur Qualitätssicherung. Qualitätssicherung bezieht sich hier auf die Qualität der Behandlung, der Versorgung und der Ergebnisse (Ebner, Schuster & Sutter 2007). Definitionen im Bereich des Gesundheitswesens zur Qualitätssicherung unterliegen insbesondere in den letzten Jahren einem steten Wandel (Rienhoff & Kleinoeder 2003).

3. Qualitätsmanagement

Qualitätsmanagement ist eine Kernaufgabe des Managements und charakterisiert grundsätzlich alle Maßnahmen, die zu einer Verbesserung von Produkten, Prozessen oder Leistungen jeglicher Art führen. Die gesetzliche Verpflichtung zur Einführung eines Qualitätsmanagementsystems ist in Gesetzen und Verordnungstexten (z.B. SGB V § 136) verankert (Rienhoff & Kleinoeder 2003). Das Qualitätsmanagement hat die Qualitätssicherung zum Ziel (Znoj & Regli 2006). Haisch, Weitkunat und Wildner (1999) beschreiben Qualitätsmanagement vor allem als dynamischen Prozess und grenzen damit das Qualitätsmanagement von der statischen und einzelfallorientierten Qualitätssicherung ab. Das Qualitätsmanagement umfasst alle Merkmale des Gesamtmanagementsystems im Rahmen der Qualitätssicherung und der Qualitätspolitik. Die hieraus resultierenden Ziele und Haltungen werden durch die Mittel Qualitätsplanung, Qualitätslenkung, Qualitätssicherung, Qualitätsdarlegung und Qualitätsverbessung verwirklicht (Rienhoff & Kleinoeder 2003). Das Qualitätsmanagement ist sowohl ein strategisches Instrument zur Verbesserung der Qualität von Leistungsprozessen, als auch ein Veränderungsinstrument der Organisation.

Qualitätsmanagement führt in Unternehmen durch fach-, hierarchie- und funktionsübergreifende Veränderungsprozesse zur Behebung von Integrationsdefiziten (Ebner, Schuster & Sutter 2007). Waller (2006) beschreibt Qualitätsmanagement als Überprüfung und ggf. Veränderung der Organisation, Arbeitsabläufe und Ereignisse nach bestimmten Vorgaben.

4. Subjektive Qualität

Qualität wurde über einen langen Zeitraum ausschließlich subjektiv verstanden. Subjektive Qualität ist hiernach nicht messbar und nur den Sinnen zugänglich. Sie kann durch psychische Prozesse nachvollzogen werden (Lehmann 2005). Der kundenbezogene Qualitätsbegriff (user based) wird als Wahrnehmung und subjektive Beurteilung der Produkteigenschaften durch den Kunden beschrieben. Subjektiv zentrale Faktoren der Dienstleistungsqualität sind z.b. professionelle Verfahren, das Servicepersonal und das Ambiente einer Einrichtung (von Velsen 2009). Die subjektive Qualität stellt die Leistung gemäß den Erwartungen, Anforderungen und Bedürfnissen dar. Eine subjektbezogene Messung der Qualität der Kundenzufriedenheit ohne Bezugnahme auf die Kundenprobleme lässt sich durch Meinungsbefragungen und Befragungen von Konsumenten eruieren. In Bezug auf die Kundenprobleme erfolgt eine subjektbezogene Messung durch die Wahrnehmung von Kundenproblemen und die Bewertung des Beschwerdemanagement (von Velsen 2009). Subjektive Qualität im Rahmen des differenzierten internationalen Marketing geht von einem wahrgenommenen Nutzen eines Produktes aus, der dabei in Folge landesspezifischer Verhältnisse länderübergreifend stark variieren kann (Brand, Altobelli & Sander 2005). Die subjektive Qualität ist abhängig von der jeweiligen Persönlichkeit (Fleßa 2007).

5. Objektive Qualität

Im Wirtschaftslexikon online (2009) wird objektive Qualität als Grad beschrieben, der die messbaren Kriterien eines Produkts erfüllt.

Product based bezeichnet die produktbezogene objektive Qualität und stellt die Summe der objektiven Leistungen dar (von Velsen 2009). Eine objektbezogene Messung der Qualität der Kundenzufriedenheit ohne Bezugnahme auf die Kundenprobleme lässt sich durch den Umsatz, den Marktanteil, den Wiederverkaufswert und die Eroberungsraten ermitteln. In Bezug auf die Kundenprobleme erfolgt eine objektbezogene Messung durch die Häufigkeit von Garantie- und Produktmängel. Die objektive Qualitätsmessung folgt einer angebotsorientierten Ausrichtung (von Velsen 2009). Objektive Qualität ist direkt messbar. Da aber die Gesundheit nicht direkt messbar ist, kommen unterschiedliche Indikatoren zum Einsatz (Fleßa 2007). Die Produktmerkmale im Sinne überprüfbarer Produkteigenschaften stehen für die objektive Qualität im Vordergrund (Brand, Altobelli & Sander 2005). Die Spezifikationen von Eigenschaften und Merkmalen kennzeichnen bestimmte Leistungen objektiver Qualität als zeitpunktbezogene Betrachtung (Heiserrich 2002).

6. Ist eine Zertifizierung sinnvoll? Argumente für und gegen eine Zertifizierung?

Eine Zertifizierung ist sinnvoll. Sie stärkt das Vertrauen in die Arbeit des Unternehmens. Das Unternehmen hebt sich gegenüber Mitbewerbern ab und kann mögliche neue Kunden und Märkte erschließen (Ebner, Schuster & Sutter 2007). Ein Beispiel für eine krankenhausspezifische Zertifizierung ist die „Kooperation für Transparenz und Qualität im Krankenhaus" (KTQ Zertifizierung). Hier sieht das Verfahren eine Selbst- und Fremdbewertung von Prozessmerkmalen vor (Ebner et al. 2007). In vielen Ländern ist die Zertifizierung die Grundlage für den Markeintritt bzw. ein Auswahlkriterium. Die Zertifizierung hilft bei der Organisation und Strukturierung von Unternehmen (Wagner 2009).

6.1 Argumente für eine Zertifizierung

Für eine Zertifizierung sprechen folgende Argumente: weltweite Anerkennung, dezentrale Durchführung, problemorientierte Prüfungsfragen, Tipps und Unterstützung vom Zertifizierer, Nachweis für erworbenes Wissen, Gewährleistung bestimmter Standards, Nachweis von Kenntnissen und Fähigkeiten, Wettbewerbsvorteil vor der Konkurrenz, Werbung, Verbesserung der Qualität und Verankerung des QM Konzeptes, Instrument zum besseren Verständnis der Produktionsabläufe, Verbesserung der Dokumentation und die Steigerung des Images.

6.2 Argumente gegen eine Zertifizierung

Gegen eine Zertifizierung lassen sich folgende Gründe aufführen: mehrere Standards führen zu einer Auditflut, die Unabhängigkeit der Auditoren ist fraglich, eine Zertifizierung führt nicht automatisch zur höheren Wirtschaftlichkeit, nicht alle Zertifizierungsorganisationen sind akkreditiert, somit besteht die Gefahr nicht anerkannte Zertifikate zu erhalten (Wänke 2009). Weitere Punkte sind: teils exorbitante Kosten, die Notwendigkeit der Erneuerung von Zertifikaten (regelmäßig und kostenpflichtig), der Veralterungsprozess produktbezogenen Wissens, Unübersichtlichkeit zum Markt der zertifikatsverteilenden Institutionen, hoher bürokratischer Aufwand (Formulare, Vorschriften, Schriftverkehr). Einige Experten sehen in der Zertifizierung einen Hemmschuh, wenn es um die Frage der messbaren Verbesserungen und Wettbewerbsfähigkeit geht (Malorny 1996).

7. Gliederung der DIN EN ISO 9000:2000

Die DIN EN ISO 9000:2000 wurde am 15. Dezember 2000 seitens der ISO verabschiedet (Vilain 2003, Brauer 2009). Seit Dezember 2005 gibt es eine neue Fassung, die als DIN EN ISO 9000:2005-12 gültig ist (Brauer 2009). Nach der Revision 2000 gehören vier Primärstandards zur DIN EN ISO Normenfamilie:

a) die ISO 9000:2000 Qualitätsmanagementsysteme mit Grundlagen und Begriffen,

b) die ISO 9001:2000 Qualitätsmanagementsysteme mit Forderungen,

c) die Zusammenfassung der bisherigen Normen 9001, 9002 und 9003 zur DIN EN ISO 9001:2000, die ISO 9004:2000 Qualitätsmanagementsysteme mit Leitfaden zur Leistungsverbesserung,

d) die ISO 19011, die die Normen 10011, 14010 und 14012 vereint (Vilian 2003, Portuall 2009, Bauer 2009).

Die DIN ISO 9000er Reihe ist nicht mehr nur Normenvorgabe, sondern propagiert eine Philosophie, die auf acht Grundsätzen basiert.

Die folgenden Grundsätze des Qualitätsmanagements sind ein wesentlicher Bestandteil der Normenreihe und bestehen aus:

1. *Kundenorientierung*
2. *Verantwortlichkeit der Führung*
3. *Einbeziehung der beteiligten Personen*
4. *Prozessorientierter Ansatz*
5. *Systemorientierter Managementansatz*
6. *Kontinuierliche Verbesserung*
7. *Sachbezogener Entscheidungsfindungsansatz*
8. *Lieferantenbeziehungen zum gegenseitigen Nutzen (Rugor & Studzinski 2003)*

Der gegenseitige Nutzen – alles hängt mit allem zusammen – resultiert aus der gemeinsamen Wertschöpfung beider Seiten.

Mit dem Erscheinen der DIN EN ISO 9001:2000 werden die nebeneinander bestehenden Normen DIN ISO 9001, 9002 und 9003 zusammengefasst (Vilian 2003, Portugall 2009). Die DIN EN ISO 9000:2000 gliedert sich in fünf Abschnitte, die die Bereiche Einleitung, Anwendungsbereich, Verweis auf andere Normen, Grundlagen für QM Systeme, Begriffe, Benennungen und Definitionen beschreibt. Die ISO 9001:2000 weist eine prozessorientierte Strukturierung auf und entspricht dem Ansatz des Prozessmanagements. Sie besteht im Wesentlichen aus 5 Kapiteln, dem Qualitätsmanagementsystem, der Verantwortung der Leitung, dem Management von Ressourcen, der Produktrealisierung, der Messung, der Analyse und der Verbesserung (Rugor & Studzinski 2003).

8. Qualitätsdimensionen des MDK

Die Pflegekassen haben den gesetzlichen Auftrag, eine bedarfsgerechte dem allgemein anerkannten Stand wissenschaftlicher Erkenntnisse entsprechende pflegerische Versorgung der Versicherten zu gewährleisten. Eine Orientierung erfolgt gemäß der Qualitätserfordernisse nach § 1 ff, § 80 SGB XI (Weigert 2004).

Der Medizinische Dienst der Krankenkassen (MDK) folgt in seiner Beschreibung der üblichen Unterscheidung der drei Qualitätsdimensionen zwischen Struktur-, Prozess- und Ergebnisqualität nach Donabedian. Damit bearbeitet der MDK im Rahmen der Strukturqualität die Fragen der Ausstattung, der Organisation und der Qualifikation. Im Rahmen der Prozessqualität wird Pflegeplanung, Pflegedokumentation, Pflegestandards sowie Durchführung der Pflege betrachtet. Im Rahmen der Ergebnisqualität stehen der Aktivierungserfolg, die Sicherstellung des Grundsatzes „Rehabilitation vor Pflege", die Zufriedenheit der Pflegebedürftigen und die Einbeziehung sozialer Netze. Der MDK betrachtet die drei sich wechselseitig beeinflussenden Qualitätsdimensionen in einem Zusammenhang. Die gemeinsamen Grundsätze und Maßstäbe zur Qualität und Qualitätssicherung bilden die Grundlagen der Qualitätsprüfungen einschließlich des Verfahrens zur Durchführung von Qualitätsprüfungen (Wenzel 2005).

9. Erstellen einer Entscheidungsmatrix: am Beispiel - Autokauf.

Nach Alisch, Arentzen & Winter (2005) befasst sich die Entscheidungstheorie mit dem Entscheidungsverhalten. Die Entscheidungsmatrix wird als Grundmodell der Entscheidungstheorie angesehen (Schneck 2005). Der Entscheidungsprozess, der nachfolgend beispielhaft anhand einer Entscheidungsmatrix skizziert wird, entstammt der privaten Lebenswelt. Ein privater Autokauf soll getätigt werden. Die Frage heißt: welches Auto ist für eine Familie ein guter Kauf? Als erstes werden Kriterien gesucht, die für eine Entscheidung wesentlich sind. Dabei werden positiv formulierte Kriterien gesucht, die im Sinne je mehr Kriterium je besser ist es funktionieren. Als objektive Kriterien stehen Hubraum, gemessene CO_2 Emission, Kofferraumgröße, Kraftstoffverbrauch auf 100km zur Verfügung. Auf der anderen Seite stehen die für einen Autokauf subjektiven Kriterien, die die Entscheidung komplex problematisch erscheinen lässt. Diese Kriterien können äußeres Erscheinungsbild, Farbgebungen oder innere Ausstattungen sein. Als objektives Kriterium wird der Kraftstoffverbrauch auf 100km (innerorts) bestimmt.

X

Objektives Kriterium / Subjektives Kriterium	Kraftstoffverbrauch hoch (niedriges Kriterium- objektiv schlecht)	Kraftstoffverbrauch niedrig (hohes Kriterium- objektiv gut)
Qualität der Ausstattung (subjektiv) gut	Kompromiss 2	Exzellente Entscheidung für ein Auto
Qualität der Ausstattung (subjektiv schlecht)	Autokauf wird nicht getätigt (Niete)	Kompromiss 1

Y

X = Ausstattung des Autos
Y= Kraftstoff-Verbrauch

Abb. 1 Eigendarstellung:

Kompromissentscheidungen sind demnach entweder auf Ausstattungsumfang (Kompromiss I) oder günstigen Kraftstoffverbrauch (Kompromiss II) verzichten zu können. Die Entscheidung, die erleichtert wird, besteht im besten Fall in einem Autokauf, der gekoppelt ist mit niedrigem Kraftstoffverbrauch und höchst möglicher Ausstattungsqualität. Alle Autos, die diese Kriterien erfüllen, kommen als beste Lösung in Frage und werden nach Anschaffungspreis (günstigster Preis) sortiert. Nicht in Frage kommt laut Entscheidungsmatrix die Verbindung beider Kriterien in ihrer ungünstigsten Ausprägung.

10. Sicherung langfristiger Qualität durch Mitarbeiterförderung

Eine langfristige Sicherung der Qualität erfolgt durch Einbeziehung und Förderung aller Mitarbeiter. Die Qualität ist bereichs- und funktionsübergreifend, wichtig sind ein Ausbau und die Förderung der Team-, Kooperations-, Kommunikations- und Lernfähigkeit (Büker 2003). Die Gestaltung einer qualitätsförderlichen Unternehmensstruktur, sozialer Beziehungen und lernfördernder Prozesse führen zu einer ständigen Verbesserung und Weiterentwicklung (von Felsen 2009). Die größtmögliche Gemeinsamkeit zwischen Organisation und Mitarbeiter führt zu einer hohen Mitarbeiterzufriedenheit, die Folge ist eine klientenorientierte Arbeitsweise. Durch die Kooperation und Vernetzung unterschiedlicher Organisationsebenen werden alle Mitarbeiter bei der Erstellung der Zielformulierungen, Leitbilder und Leitziele einbezogen. Hierbei gilt: diese müssen klar definiert, schriftlich fixiert, transparent, realistisch, wahrnehmbar, messbar und beschreibbar sein. Die Mitarbeiter müssen sich mit den Zielen identifizieren. „Wer ein Ziel nicht kennt kann den Weg nicht gehen"(Rugor & Studzinski 2003). Wichtig ist, dass die Mitarbeiter der Organisation sich auch für den Arbeitskontext als Ganzes interessieren. Dieses wird als kontextuelle Performanz bezeichnet und zielt darauf ab, Arbeitsverhalten und Arbeitsprozess zu beeinflussen. Ziel ist, das sich die Mitarbeiter in Qualitätszirkeln und Gremien engagieren (Scheffler & Kuhl 2006).

Einen emotionalen Rückhalt in der beruflichen Rolle der Organisation bekommen Mitarbeiter in Form von Dank, Lob, Anerkennung, sinnvolles Delegieren und Offenheit. Matthews und Whelan (2002) zeigen auf, dass eine Steigerung der Produktivität erreicht wird, wenn Führungskräfte und Geführte sich als gleichwertige Partner betrachten. Das Personal ist die entscheidende Ressource, um Qualität zu sichern. Grundlage hierfür sind qualifizierte Mitarbeiter die das Personalmanagement und die Qualitätsziele in das Qualitätsmanagement integrieren (Loffing 2005). Entscheidende Erfolgsfaktoren zur langfristigen Sicherung der Bemühungen aller Mitarbeiter in Richtung Qualität sind hierbei, die Dezentralisierung (teilautonome Arbeitsgruppen), die Selbststeuerung und die Integration der Qualitätssicherung in die Produktionsprozesse. Dabei ist das entscheidende Management-Tool der Qualitätszirkel. Wer in diesem Zusammenhang Qualitätszirkel implementiert, wird die kreativen Potenziale seiner Mitarbeiter nutzen und Promotoren für die Umsetzung von qualitätsrelevanten Bemühungen ausbilden (Loffing 2005).

11. Literaturverzeichnis

Alisch, K., Arentzen, U., Winter, E. (2005). Gabler Wirtschaftslexikon. 16. Aufl. Wiesbaden: Gabler Verlag.

Bauer, J., P. (2009). DIN EN ISO 9000:2000ff. umsetzen. Gestaltungshilfen zum Aufbau Ihres Qualitätsmanagementsystems. 5. Aufl. München: Carl Hanser Verlag.

Becker, P. (2001). Prozessorientiertes Qualitätsmanagement nach der Revision 2000 der Normenfamilie DIN EN ISO 9000. Zertifizierung und andere Managementsysteme. Malmsheim: Expert Verlag.

Brand, R., Altobelli, C., F., Sander, M. (2005). Internationales Marketing Management. TQM als Beispiel für eine prozessorganisatorische Betrachtung internationaler Unternehmen. 3. Aufl. Berlin, Heidelberg, New York: Springer Verlag.

Büker, C. (2003). Das 2Q System. In: Boeßenecker,.K.-H., Biebricher, M., Buckley, A. (Hrsg.). Qualitätskonzepte in der Sozialen Arbeit. Weinheim, Basel, Berlin: Beltz Verlag.

Donabedian, A. (1980). Explorations in quality assessment and monitoring. The definition of quality and approchoaches to its assessment. Michigan: Health Administration Press.

Ebner, H., Schuster, S., Sutter, A. (2007). Grundlagen von Qualitätssicherung und Qualitätsmanagement im Gesundheitswesen. Das TQM Konzept im Gesundheitswesen. Studientext Fernstudiengang „Angewandte Gesundheitswissenschaften". Hochschule Magdeburg-Stendal (FH).

Ebner, H., Schuster, S., Sutter, A. (2007). Umsetzung und Etablierung von Qualitätsmanagement in Gesundheitsorganisationen. Ziel und Nutzen. Studientext Fernstudiengang „Angewandte Gesundheitswissenschaften". Hochschule Magdeburg-Stendal (FH).

Fleßa, S. (2007). Gesundheitsökonomik. Eine Einführung in das wirtschaftliche Denken für Mediziner. Wirksamkeit der Qualität. 2. Auflage. Berlin, Heidelberg, New York: Springer Verlag.

Gerlinger, T. (2006). Gesundheitssystem im Umbruch. Studientext Fernstudiengang „Angewandte Gesundheitswissenschaften". Hochschule Magdeburg-Stendal (FH).

Haisch, J., Weitkunat, R., Wildner, M. (1999). Wörterbuch Public Health. Gesundheitswissenschaften. Bern, Göttingen, Toronto, Seattle: Verlag Hans Huber.

Heiserich, O., E. (2002). Logistik. Eine praxisorientierte Einführung. Grundlagen des Qualitätsmanagement. 3. Aufl. Wiesbaden: Gabler Verlag.

Lehmann, T., M. (2005). Handbuch der medizinischen Informatik. Medizinisches Qualitätsmanagement. 2. Aufl. München, Wien: Carl Hanser Verlag.

Loffing, C. (2005). Qualitätszirkel erfolgreich gestalten. So nutzen Sie die Kreativität Ihrer Mitarbeiter. Stuttgart: Kohlhammer Verlag.

Marlorny, C. (1996).TQM umsetzen. Der Weg zur Bussiness Excellence. Stuttgart: Schaeffer Poeschel Verlag.

Matthews, A., Whelan, J. (2002). Stationsleitung. Handbuch für das mittlere Management in der Kranken- und Altenpflege. Bern, Göttingen, Toronto, Seattle: Huber Verlag.

Portugall, M. (2009). Die DIN EN ISO 9000:2000. Unter url. www. *braunschweig.ihk/innovation.de* (Stand:25.09.2009, letzter Zugriff 19:45).

Rienhoff, O., Kleinoeder, T. (2003). Qualitätsmanagment. In: Schwartz, F., W., Badura, B., Busse, R., Leidl, R., Raspe, H., Siegrist, J., Walter, U. (Hrsg.). Public Health. Gesundheit und Gesundheitswesen. 2. Aufl. München, Jena: Urban & Fischer Verlag

Rugor, R., von Studzinski, G. (2003). Qualitätsmanagement nach der ISO Norm. Allgemeine Anforderungen der DIN ISO 9000:2000. Weinheim, Basel, Berlin: Beltz Verlag.

Scheffler, D., Kuhl, J. (2006). Erfolgreich motivieren. Mitarbeiterpersönlichkeit und Motivationstechniken. Göttingen, Bern, Wien, Toronto, Seattle, Oxford, Prag: Hogrefe Verlag.

Schmidt, R. (1998). Qualitätssicherung in der Gesundheitsförderung – Ergebnisse einer Literaturrecherche. In: Landesvereinigung für Gesundheit Niedersachsen e. V. (Hrsg.) Qualitäten in der Gesundheitsförderung. Ausgangspunkte, Ansätze und Perspektiven. Druck: TKK Hannover

Schneck, O. (2005). Lexikon der Betriebswirtschaft. 6 Aufl. München: Vahlen Verlag.

Vilain, M. (2003). DIN EN ISO 9000ff.:2000. In: Boeßenecker,.K.-H., Biebricher, M., Buckley, A. (Hrsg.). Qualitätskonzepte in der Sozialen Arbeit. Weinheim, Basel, Berlin: Beltz Verlag.

Von Velsen, B. (2009). *Qualitätsmanagement für Dienstleistungen.* Studienbegleitendes Skript Fernstudiengang „Angewandte Gesundheitswissenschaften". Magdeburg, 12. und 13. Juni 2009: Hochschule Magdeburg-Stendal (FH).

Wagner, M. (2009). Pro und Contra der Zertifizierung. Tagungsskript. AfQ Akademie für Qualitätsmanagement.

Wänke, M. (2009). Pro und Contra der Zertifizierung. Tagungsskript. AfQ Akademie für Qualitätsmanagement.

Waller, H. (2006). Gesundheitswissenschaft. Eine Einführung in Grundlagen und Praxis. Planung, Evaluation, Qualitätssicherung und Qualitätsmanagement. Stuttgart: Kohlhammer Verlag.

Wenzel, D. (2005). Die Qualitätsdimensionen – Qualitätsprüfungen des MDK. Thüringer Pflegefachtagung. (Hrsg.). Ersatzkassen in Thüringen.

Weigert, J. (2004). Der Weg zum leistungsstarken Qualitätsmanagement. Hannover: Schlütersche Verlag.

Wiese, U., E. (2005) Rechtliche Qualitätsvorgaben in der stationären Altenpflege. Leitfaden durch den Gesetzesdschungel. München: Urban & Fischer Verlag.

Wirtschaftslexikon online. (2009). Objektive Qualität. Unter url. *www.meinwirtschaftslexikon.de/o/objektive-qualitaet.php* (Stand: 19.09.2009, letzter Zugriff 20:15).

Wulfhorst, B. (2002). Theorie der Gesundheitspädagogik. Legitimation, Aufgabe und Funktionen von Gesundheitserziehung. Qualitätssicherung. Weinheim, München: Juventa Verlag.

Znoj, H., Regli, D. (2006). Begriffe und Arten der Evaluation. Qualitätssicherung vs. Qualitätsmanagement. In: Renneberg, B., Hammelstein, P. (Hrsg.). Gesundheitspsychologie. Heidelberg: Springer Verlag.

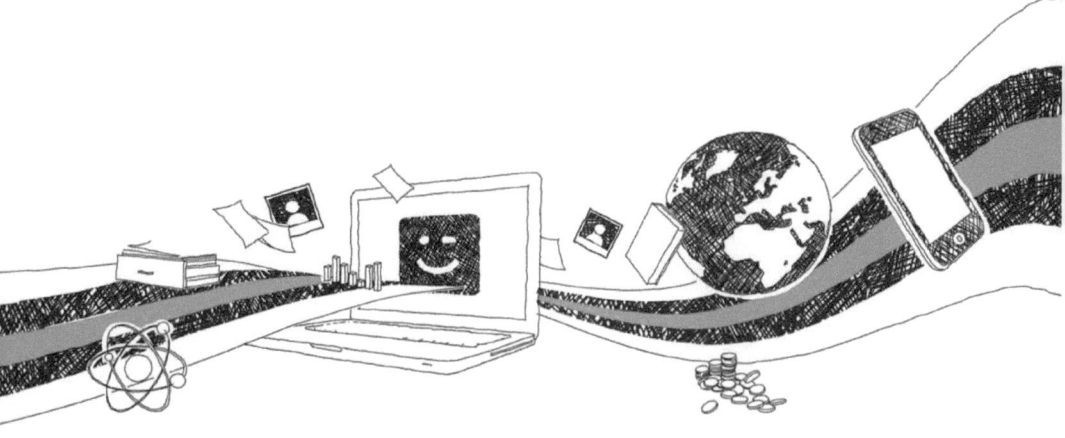
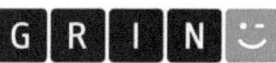